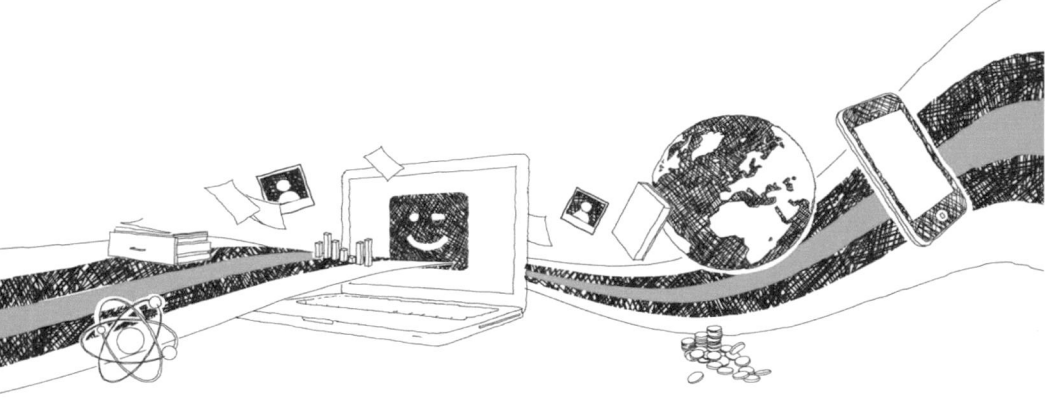
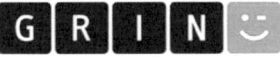

Bibliografische Information der Deutschen Nationalbibliothek:

Die Deutsche Bibliothek verzeichnet diese Publikation in der Deutschen National-
bibliografie; detaillierte bibliografische Daten sind im Internet über http://dnb.d-
nb.de/ abrufbar.

Impressum:

Copyright © 2011 GRIN Verlag
Druck und Bindung: Books on Demand GmbH, Norderstedt Germany
ISBN: 9783656955849

Dieses Buch bei GRIN:

https://www.grin.com/document/299216

Tobias Munko

Eigenverantwortung im Gesundheitswesen des Sozialstaates Deutschland

Probleme des Verantwortungsdiskurses, Möglichkeiten und Risiken von Eigenverantwortung

GRIN Verlag

GRIN - Your knowledge has value

Der GRIN Verlag publiziert seit 1998 wissenschaftliche Arbeiten von Studenten, Hochschullehrern und anderen Akademikern als eBook und gedrucktes Buch. Die Verlagswebsite www.grin.com ist die ideale Plattform zur Veröffentlichung von Hausarbeiten, Abschlussarbeiten, wissenschaftlichen Aufsätzen, Dissertationen und Fachbüchern.

Besuchen Sie uns im Internet:

http://www.grin.com/

http://www.facebook.com/grincom

http://www.twitter.com/grin_com

Universität Bielefeld

Fakultät für Gesundheitswissenschaften

Sommersemester 2011

Hausarbeit

im Rahmen der Veranstaltung

Grundlagen Sozial- & Gesundheitspolitik

Eigenverantwortung im Gesundheitswesen: Probleme des Verantwortungsdiskurses, Möglichkeiten und Risiken von Eigenverantwortung im Sozialstaat Deutschland

Tobias Munko

Inhalt

1. Einleitung

Das Thema Eigenverantwortung wird heutzutage hitzig diskutiert, wie folgende Bei-
spiele andeuten: *„In der Sozialstaatsdebatte und im Gesundheitswesen hat sich der
Begriff der Eigenverantwortung durchgesetzt, ohne dass eine präzisierende Definition vorliegt"* (Schmidt, 2008, S. 49), oder, wie Heidbrink (2006) Eigenverantwortung
umschreibt, *„die Gesellschaftsmitglieder zu aktivem und engagiertem Verhalten zu
bewegen und sie notfalls – falls dies nicht geschieht – für ihr sozialschädliches Handeln mit entsprechenden Sanktionen zur Rechenschaft zu ziehen"* (S. 26).

Dabei wird zunehmend außer Acht gelassen, welche Grundvoraussetzungen einer
„Eigenverantwortung" zu Grunde liegen müssen und ob diese, im aktuell vorhande-
nen Sozialstaat Deutschland, überhaupt gegeben sind.

Diese Hausarbeit soll einen einführenden Überblick über das Thema „Eigenverantwortung im Gesundheitswesen und in der Sozialpolitik" geben und erhebt keinen Anspruch auf Vollständigkeit. Ziel ist also die Einführung in die Problematik des Themas
und mögliche Lösungsansätze. In den folgenden Kapiteln werden deshalb die
Grundproblematik um den Verantwortungsdiskurs aufgezeigt und mögliche Lösungsansätze diskutiert.

2. Definition „Eigenverantwortung"

2.1. Das Problem der Definition

Eine qualifizierte und evidenzbasierte Aussage bezüglich des Zusammenhangs
von Eigenverantwortung und Gesundheit bzw. Krankheit ist derzeit nicht möglich
(Schmidt, 2008). Nach Schmidt gilt es folgende Punkte zu beachten:

Unschärfe der Definition

Der Begriff Eigenverantwortung unterliegt keinen allgemein gültigen Kriterien und
kann somit frei gefüllt werden mit den individuell gebrauchten Eigenschaften wie
z.B. *„vernünftig = freiheitlich = markt- und wettbewerbsorientiert = eigenverantwortlich = sachlich = transparent = weltoffen"* (Ederer, 2002, S. 465), oder, wie
Grühn (2001) es ausdrückt, gleicht *„die Eigenverantwortung […] einem Container-
begriff, in den man beliebig Inhalte pressen kann und der sich daher nicht als trag-
fähiger Rechtsbegriff eignet"* (S. 15).

Demzufolge haben wir es mit einer *„Eng- und Weitführung des Begriffs"* (Schmidt, 2008, S. 10) zu tun und damit mit einer fehlenden Definition, die es dem Nutzer des Begriffs ermöglicht, ihn im jeweiligen eigenen Kontext mit Inhalt zu füllen. In diesem Zuge werden sowohl sehr weit gefasste Begriffe wie *„Autonomie oder Freiheit* [verwandt]. *Zum Teil finden sich auch sehr eng gefasste Konzeptionen, etwa Eigenverantwortung als Einsichtsfähigkeit, Eigenbeteiligung, Eigenleistung"* (ebd., S. 11).

Erwähnt sei weiterhin die *„Visionierte Wahlfreiheit"* (ebd., S. 12), gemeint ist damit, dass der Mensch zwar frei wählen kann zwischen z.B. Fernsehen und Sport, sich aber frei entscheiden soll für den Sport (ebd.). Es existiert nur eine scheinbare Wahlmöglichkeit. Dies sind nur die wichtigsten Auszüge einer Aufzählung von Schmidt. Sie sollen lediglich verdeutlichen, dass gegenwärtig keine allgemein gültige Definition von „Eigenverantwortung" existiert, was eine Diskussion um dieses Thema mit enormen Problemen behaftet.

2.2. Probleme einer fehlenden Definition

Eigenverantwortung wird in dem aktuell stattfindenden Diskurs auf Grund der fehlenden einheitlichen Definition aus verschiedenen Perspektiven betrachtet. So möchte die Politik Verantwortung vom Sozialstaat zurück zum einzelnen Individuum tragen, da die Welt zunehmend einem Netz aus unüberblickbaren und komplizierten Verknüpfungen gleicht und somit undurchschaubar wird (Heidbrink, 2003). Der Einzelne soll die undefinierte Eigenverantwortung für undurchschaubare Prozesse übernehmen. Krankenkassen nutzen den Begriff der Eigenverantwortung im Sinne von z. B. Kostenübernahme durch den Einzelnen. ÄrztInnen weisen hingegen Verantwortung für die PatientInnen zurück, im Sinne fehlender Compliance (Schmidt, 2008).

Die Verantwortung des Einzelnen geht damit *„weit über die Grenzen des vernünftigerweise Zurechenbaren hinaus, erstreckt sich auf Geschehensbereiche und Ereignisvollzüge, die unter rationalen Gesichtspunkten jenseits der handlungstheoretischen Integrierbarkeit liegen"* (Heidbrink, 2003, S. 19). Mit anderen Worten: Der Einzelne wird zur Verantwortung gezogen für Sachverhalte, die nicht der eigenen Kontrolle unterliegen, jedoch schreibt Schmidt in Anlehnung an Jonas „nur wer

Kontrolle über etwas ausüben kann, kann Verantwortung dafür übernehmen"
(Schmidt, 2008, S. 31).

3. Voraussetzung von Eigenverantwortung

Voraussetzung für Eigenverantwortung ist laut Schmidt (2008), in Anlehnung an
Jonas, die Kontrolle über einen Sachverhalt zu haben. Kontrolle erfordert weitere
Eigenschaften eines Menschen, wie Wallner (2004) schreibt, *„Eigenverantwortung ist
jene Verantwortung, die jeder Mensch […] für sein bzw. ihr unmittelbares Tun und
Unterlassen übernimmt bzw. übernehmen soll. Sie verlangt ein entsprechendes Können, und dieses baut wiederum auf einem Wissen auf. Eigenverantwortung hat somit
substanzielle Voraussetzungen […], dann muss ein Schwerpunkt gesundheitspoliti-
scher Strategie zur Stärkung der Eigenverantwortung die Ermächtigung […] und Be-
wusstseinsbildung jedes Menschen sein"* (S. 148f).

Eigenverantwortung ist demnach kein einzelnes Merkmal eines Menschen und *„die
Zuweisung und Übernahme von Verantwortung folgt unter komplexen Bedingungen
also keinen objektiven Kriterien, sondern basiert auf gesellschaftlich gültigen Deu-
tungsmustern. […] Ignoriert wird der Einfluss von gesellschaftspolitischen, sozioöko-
nomischen und kulturellen Bedingungen, die die strukturelle Lebenslage und den
individuellen Lebensstil manifest mitgestalten und den Möglichkeiten zu eigenverantwortlichem Handeln solide Grenzen setzen"* (Schmidt, 2008, S. 34). Eigenverant-
wortliches Handeln beruht somit auf Wissen, Werten, sozialem Verhalten, dem daraus resultierendem Können und der Kontrolle über den jeweiligen Sachverhalt.

In der gegenwertigen Gesellschaft haben weiterhin die Gesundheitsprofessionen die
Definitionshoheit darüber, welches Verhalten als gesunderhaltend bzw. krankma-
chend gilt. Ebenso besitzen die Gesundheitsprofessionen überwiegend das Fach-
wissen über medizinische Zusammenhänge, Behandlungen und der Sinnhaftigkeit
von medizinischen Maßnahmen und nicht die BürgerInnen bzw. PatientInnen. Es
findet zwar seit den 70er Jahren eine Entwicklung hin zum mündigen Patienten statt,
jedoch unterliegt die Kontrolle und das Wissen über die Gesundheit des Menschen
im Allgemeinen derzeit noch dem Gesundheitswesen und den innewohnenden Professionen (Schmidt, 2008). Aus diesem Grund kann eine Verantwortungszuweisung
auf den Einzelnen in der in Kapitel 1 und Kapitel 2.2. genannten Form nicht funktio-
nieren. Sozialpolitik verfolgt derzeit das Konzept *„Fordern und Fördern"* (Schmidt,

2008, S.43), welches in Zukunft erwarten lässt, dass in einem Schritt Gesundheit gefördert wird und in einem nächsten Schritt, wenn Förderung allein nicht greift, Gesundheit gefordert wird im Sinne von Sanktionen gegen nicht einsichtige Gesunde und nicht fähige Kranke (ebd.). In Anlehnung an Nullmeier sagt Schmidt (2008) *„Um eigenverantwortlich handeln zu können, sind Freiheit und Freiwilligkeit grundlegend, doch weder Freiheit noch Freiwilligkeit sind möglich unter imperativem Handlungszwang"* (S. 47).

4. Eigenverantwortung oder soziale Verantwortung

Jeder Einzelne ist in erster Linie für sich selbst verantwortlich, was als selbstverständlich gilt (Schmidt, 2008). Im Grundgesetz heißt es, *„soweit er nicht die Rechte anderer verletzt und nicht gegen die verfassungsmäßige Ordnung verstößt"* (Artikel 2, GG). Weiterhin schreibt Schmidt, dass Menschen in einem sozialen Gefüge sowohl die Rechte als auch die Pflichten haben, sich neben sich selbst auch um die Gesellschaft zu kümmern. Wallner (2004) postuliert *„Jeder Mensch hat die erste und die letzte Verantwortung für seine Gesundheit, aber nicht die volle"* (S. 148). Daraus ergibt sich sowohl die persönliche Verantwortung für das eigene Wohl als auch die Verantwortung für das Gemeinwohl. Schmidt (2008) beruft sich, in Anlehnung an Ashkroft, auf die Staatsverantwortung, die bürgerliche Gesundheit zu wahren und somit den Fortbestand und die Würde der Bevölkerung zu sichern. Heidbrink (2003) verweist ebenfalls auf die Notwendigkeit solidarischer Hilfsmittel, um den inneren Zusammenhalt von Gesellschaften zu gewährleisten. *„Um eigenverantwortlich handeln zu können, bedarf es eines eigenverantwortlichen Bewusstseins. Im gesundheitspolitischen Verantwortungsdiskurs wird dieses Bewusstsein häufig mit Wissen gleichgesetzt"* (Schmidt, 2008, S. 57).

Dass Verantwortung nicht nur aus reinem Wissen und dem Willen besteht, ist allgemein bekannt (vgl. Kapitel 3.). Verantwortung ist gebunden an Verantwortungsbewusstsein, welches Menschen laut Schmidt im Laufe ihrer Sozialisation entwickeln und was auf verschiedenen *„Handlungsdimensionen: Emotion, […], Motivation, […], Kognition, […] [und] Fähigkeiten z.B. zur Selbstkontrolle"* (S. 151f) basiert. Es zeichnet sich immer mehr ab, dass sowohl die Eigenverantwortung des Einzelnen als auch die kollektive Verantwortung der Gesellschaft einander bedingen. *„Erfolgreich hat die Betonung des Eigenen an der Verantwortung die Erkenntnis verdrängen kön-*

nen, dass Verantwortung nicht jeder gleichermaßen gut selbst übernehmen kann und dass Verantwortung ebenso gut auch kollektiv realisiert werden könnte" (Schmidt, 2008, S. 71). Schmidt steuert mit ihrer Aussage in Richtung beidseitiger ausgleichender Verantwortung. Nach ihr wird die individuelle Kompetenz des Patienten überfordert, wenn der Patient nützliche, unnütze Maßnahmen sowie Kostenfragen beurteilen soll. Der Einzelne muss in diesem Zusammenhang auf das Kollektiv und den innewohnenden Professionen vertrauen können. Auch hier zeigt sich, dass eine Trennung der Eigenverantwortung für die eigene Gesundheit und einer Verantwortung für und durch das Kollektiv nicht möglich ist.

5. Möglichkeiten und Risiken einer allgemein definierten Eigenverantwortung, eingebettet in ein solidarisches System

5.1. Einheitliche Definition

Das sozialpolitische und gesellschaftliche Ziel muss zunächst darin bestehen, eine einheitliche Definition von „Eigenverantwortung" im Wortgebrauch des Sozial- und Gesundheitswesens zu erzielen. Schmidt (2008) definiert Eigenverantwortung als *„eigenständige Lebensführung und persönliche Verantwortungsübernahme für retrospektive und prospektive Gesundheitsrisiken, einerseits unter vorrangiger Selbstverpflichtung auf ein wandelbar definiertes gesundheitsbezogenes Selbst- und Gemeinwohl, andererseits unter* [größtmöglichem] *Verzicht auf gegenseitige Verantwortungsansprüche"* (S. 60). Diese Definition mit der an Shaver & Schutte angelehnten Aussage, dass die Zielsetzung auf einen gemeinsamen Kompromiss aller Akteure liegen muss, *„durch ausführliche Berücksichtigung zahlreicher Kontextfaktoren, [...] Einzelpersonen von ihrer individuellen Alleinverantwortung* [zu entlasten], *um die Kollektivharmonie, in der es keine Unschuldigen und Schuldigen gibt, zu sichern"* (ebd., S. 29), gilt es zu vereinen. Denn wie Paul Watzlawick laut Schmidt im Bereich der Kommunikationsforschung herausgefunden hat, dass *„aufgrund der Kontinuität von Zeit der Verursacher eines Konflikts jeder Beteiligte sein kann und in der Regel derjenige ist, der die Deutungshoheit über die Interpunktion der Ereignisfolgen – Du hast angefangen! – besitzt. Gleiches gilt für die Verantwortungszuweisung"* (ebd., S. 30). Eine mögliche anzustrebende Folgerung wäre eine einheitliche und allgemein anerkannte Definition, die dem Einzelnen eine Eigenverantwortung zuweist, die jedoch in ein solidarisches System gebettet ist. In dem Fall besitzt der Einzelne eine „moralische Eigenverantwortung", die nach bestem Wissen und Gewissen erfüllt werden sollte. Wenn dies jedoch nicht geschieht, besteht weiterhin der Anspruch auf die Sicherheit der Solidargemeinschaft.

5.2. Möglichkeiten und Risiken

Um eine wie in 5.1. aufgezeigte Möglichkeit zu schaffen, bedarf es jedoch einer Vorarbeit. *„Viel wichtiger ist die Erkenntnis, dass Gesundheitserziehung Werte wie Verantwortung und Solidarität im Bewusstsein des Menschen zu stärken in der Lage ist, Werte, die für die innere Ordnung des Einzelnen, damit aber für das ganze Volk unerlässlich sind"* (Schmidt, 2008, S. 86., zit. n. Neumeister, 1980, S. 62). Dies kann nur durch Wissen und Akzeptanz der gesellschaftlichen Normen und Werte erfolgen, die durch Bildung der einerseits bestehenden Generation und andererseits künftigen Generationen vermittelt werden.

„Doch bevor Menschen selbstverantwortlich handeln, benötigen sie persönliche Fähigkeiten und strukturelle Möglichkeiten, um es tun zu können, sowie das Bedürfnis, es tun zu wollen" (Schmidt, 2008, S. 115). Die Möglichkeit, eine möglichst effiziente Eigenverantwortung, wie in Kapitel 5.1. beschrieben zu schaffen, bedingt das Fortbestehen der Sozialversicherung und die Revision des Liberalisierungsprozesses des Sozialstaats Deutschland. Hier bleibt zu untersuchen ob dies nicht die entscheidenden Voraussetzungen dafür sind, dass BürgerInnen überhaupt **wollen können**, dass das individuelle Handeln jedem Einzelnen und der Leistungsgemeinschaft nützt, und nicht wie im Originalzitat gefordert *„die BürgerInnen* **sollen** *so handeln, dass das individuelle Handeln jedem Einzelnen und der Leistungsgemeinschaft nützt"* (Schmidt, 2008, S. 107, Hervorheb. TM). Risiken bestehen im Zusammenhang mit dem unvorhersehbaren Ausgang moralischer wertebildender Maßnahmen, da Werte wie Verantwortungsbewusstsein und Solidarität, wie in Kapitel 3 beschrieben, eng mit Sozialisationsprozessen verstrickt sind. Sozialisation ist ein komplexes Gebilde, welches nicht unmittelbar planbar ist (Schmidt, 2008).

6. Fazit

Es zeichnet sich klar ab, dass die derzeitige Verwendung des Begriffs „Eigenverantwortung" in seinen Sinnzusammenhängen im Sozial- und Gesundheitswesen derzeit nicht definiert ist und auf keinen wissenschaftlichen oder evidenten Daten beruht (vgl. Kap. 1., Kap. 2.). Ein zukünftiges Ziel sollte daher die Einigung auf eine allgemeingültige Definition von „Eigenverantwortung" sein. Weiterhin bedarf eine allgemein gültige Definition der evidenzbasierten Absicherung. Ein weiteres Feld bezieht sich auf die Voraussetzungen für Verantwortung. Die Voraussetzungen müssen durch Werte- und Wissensbildung bei BürgerInnen und PatientInnen geschaffen werden. Befähigt werden muss die Bevölkerung sowohl zu eigenverantwortlichem Handeln als auch zu solidarischem Handeln sowie dazu, einen fachlichen Überblick im Gesundheitswesen zu erhalten (vgl. Kap. 3.). In dem Zuge muss auch eine Änderung der Machtverhältnisse sowie der Transparenz von Informationen und Kosten im Gesundheitswesen stattfinden wie in Kap. 2.2. und Kap. 4. in Ansätzen beschrieben ist.

Ein daraus möglich resultierender Lösungsansatz wäre die Entwicklung einer auf einer allgemein gültigen Definition beruhenden Eigenverantwortung, eingebettet in ein solidarisches System.

7. Literaturverzeichnis

Ederer, G. (2002). Die Sehnsucht nach einer verlorenen Welt: Unsere Angst vor Freiheit, Markt und Eigenverantwortung. München: Goldmann.

Grühn, C. (2001). Gesundheitsbezogene Handlungsverpflichtungen der Versicherten in der Sozialversicherung als Dimensionen von Eigenverantwortung und Solidarität. Berlin: dissertation.de – Verlag im Internet.

Heidbrink, L. (2003). Kritik der Verantwortung. Zu den Grenzen verantwortlichen Handelns in komplexen Gesellschaften. Weilerswist: Velbrück.

Heidbrink, L. (2006). Verantwortung in der Zivilgesellschaft: Zur Konjunktur eines widersprüchlichen Prinzips. In L. Heidbrink, A. Hirsch (Hrsg.). Verantwortung in der Zivilgesellschaft, S. 13-38. Frankfurt am Main: Campus.

Schmidt, B. (2008). Eigenverantwortung haben immer die Anderen. Der Verantwortungsdiskurs im Gesundheitswesen. Bern: Verlag Hans Huber.

Wallner, J. (2004). Ethik im Gesundheitswesen. Wien: Facultas.

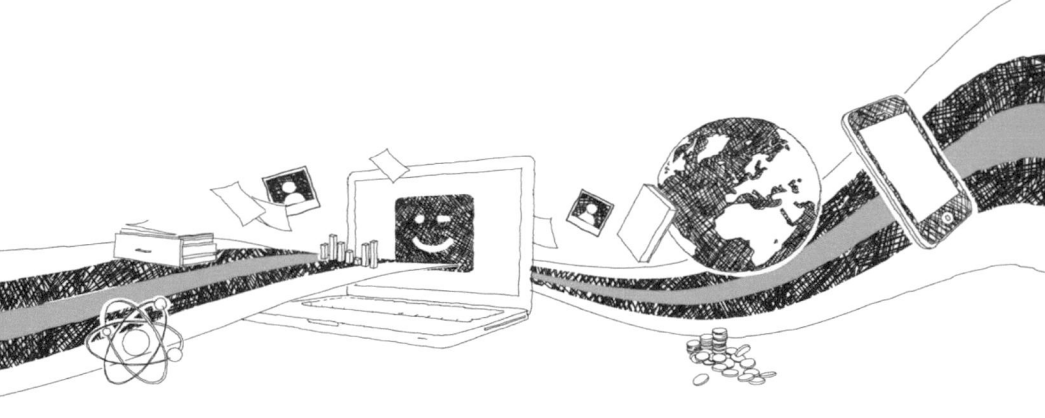
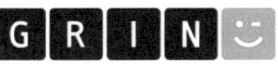